# BEI GRIN MACHT SICH IHR WISSEN BEZAHLT

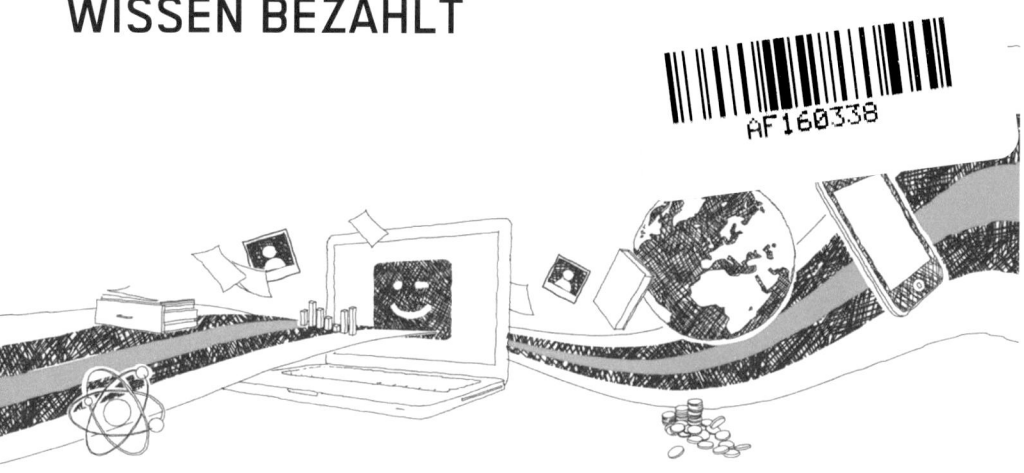

- Wir veröffentlichen Ihre Hausarbeit, Bachelor- und Masterarbeit

- Ihr eigenes eBook und Buch - weltweit in allen wichtigen Shops

- Verdienen Sie an jedem Verkauf

Jetzt bei www.GRIN.com hochladen und kostenlos publizieren

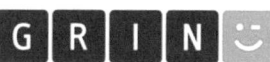

**Bibliografische Information der Deutschen Nationalbibliothek:**

Die Deutsche Bibliothek verzeichnet diese Publikation in der Deutschen Nationalbibliografie; detaillierte bibliografische Daten sind im Internet über http://dnb.d-nb.de/ abrufbar.

Dieses Werk sowie alle darin enthaltenen einzelnen Beiträge und Abbildungen sind urheberrechtlich geschützt. Jede Verwertung, die nicht ausdrücklich vom Urheberrechtsschutz zugelassen ist, bedarf der vorherigen Zustimmung des Verlages. Das gilt insbesondere für Vervielfältigungen, Bearbeitungen, Übersetzungen, Mikroverfilmungen, Auswertungen durch Datenbanken und für die Einspeicherung und Verarbeitung in elektronische Systeme. Alle Rechte, auch die des auszugsweisen Nachdrucks, der fotomechanischen Wiedergabe (einschließlich Mikrokopie) sowie der Auswertung durch Datenbanken oder ähnliche Einrichtungen, vorbehalten.

**Impressum:**

Copyright © 2014 GRIN Verlag, Open Publishing GmbH
Druck und Bindung: Books on Demand GmbH, Norderstedt Germany
ISBN: 9783668554306

**Dieses Buch bei GRIN:**

http://www.grin.com/de/e-book/377942/die-auswirkungen-des-bergsteigens-in-extremer-hoehe-geschichte-und-gefahren

**David Stein**

# Die Auswirkungen des Bergsteigens in extremer Höhe. Geschichte und Gefahren des Bergsteigens

GRIN Verlag

**GRIN - Your knowledge has value**

Der GRIN Verlag publiziert seit 1998 wissenschaftliche Arbeiten von Studenten, Hochschullehrern und anderen Akademikern als eBook und gedrucktes Buch. Die Verlagswebsite www.grin.com ist die ideale Plattform zur Veröffentlichung von Hausarbeiten, Abschlussarbeiten, wissenschaftlichen Aufsätzen, Dissertationen und Fachbüchern.

**Besuchen Sie uns im Internet:**

http://www.grin.com/

http://www.facebook.com/grincom

http://www.twitter.com/grin_com

Philipps-Universität Marburg

Autor: David Stein

Kurzhausarbeit

# Bergsteigen in extremer Höhe

# Inhaltsverzeichnis

| | |
|---|---|
| 1 Tabellenverzeichnis | 3 |
| 2 Die Geschichte des Bergsteigens | 4 |
| 3 Die Auswirkungen des Bergsteigens in extremer Höhe auf den Körper | 6 |
| 3.1 Die Hypoxie | 7 |
| 3.2 Die Hypothermie | 9 |
| 3.3 Die Dehydratation | 9 |
| 4 Die Höhenkrankheit als Folge der Mangelerscheinung | 10 |
| 4.1 Die milde AMS (akute Höhenkrankheit) | 10 |
| 4.2 Das Höhenlungenödem | 11 |
| 4.3 Das Höhenhirnödem | 11 |
| 5 Bergsteigen – um jeden Preis? | 12 |

# 1 Tabellenverzeichnis

Tabelle 1: Luftdruck, inspiratorischer Sauerstoffdruck und arterielle Blutgaswerte in verschiedenen Höhen (nach HECHT und WEST)

## 2 Die Geschichte des Bergsteigens

Immer schon haben Berge die Menschheit fasziniert. In vielen Sagen und Legenden spielen sie eine große Rolle. Auch diverse Religionen befassen bzw. befassten sich mit ihnen.

Schon in der griechischen Mythologie bewohnten, so die Sage, die zwölf Olympier, auch genannt Götter, unter der Leitung des Göttervaters Zeus den Berg Olymp. Tatsächlich ist der Olymp das höchste Gebirge Griechenlands (vgl. Schiwek, o. J., o. S.).

Auch im Hinduismus und Buddhismus gelten Berge als Heiligtum; so wurde zum Beispiel der rund 6700 Meter hohe in Tibet gelegene Kailash bis heute aus religiösen Gründen noch nicht bestiegen (vgl. ORF/kk, 2005, o. S.).

Obwohl Berge seit jeher in Geschichten und Legenden auftauchen, ist die erste Besteigung eines Berges, das heißt das Erklimmen einer Erhöhung ohne ersichtlichen Grund, sondern nur um des Erklimmens wegen, auf den 26. April 1336 dokumentiert, an dem der Dichter Francesco Petrarca den Gipfel des französischen Berges Mount Ventoux erreichte.

> „Früher waren Berge wegloses Gelände für Götter, Dämonen und Hexen, Sinnbild für Himmel und Hölle, Brutkästen für Lawinen, Steinschlag und Gewitter, alles in allem jedenfalls kein Platz für klar denkende Menschen" (Prantl, 2012, S. 12).

Der Grundstein war gelegt, jedoch sollte es noch mehr als 400 Jahre dauern, bis mit der Besteigung des mit 4810 Metern über NN höchsten Gipfels der Alpen, dem Mont Blanc durch Jaques Balmat und Michel-Gabriel Paccard im Jahr 1786 der moderne Alpinismus begann (vgl. Prantl, 2012, S. 13).

Seit diesem Ereignis zog es immer mehr Menschen in die Berge.

Dies hatte 1862 die Gründung des Österreichischen Alpenvereins (OEAV) und 1869 des Deutschen Alpenvereins (DAV) zur Folge, welcher bereits im Jahr 1914 circa 100.000 Mitglieder hatte (vgl. DAV, o. J., o. S.).

In der Zeit des Nationalsozialismus fand ein richtiger Wettkampf zwischen den verschiedenen europäischen Ländern statt, wer als erstes die noch bis dato unbezwungende Eiger-Nordwand besteigen würde, welchen schließlich der Österreicher und SS-Mitglied Heinrich Harrer gewann (vgl. Kreitling, 2012, o. S.).

Das große Interesse am Bergsteigen lässt sich leicht in der Anzahl der Mitglieder des DAV ablesen: Nach eigenen Angaben hat er inzwischen mehr als 1 Millionen Mitglieder (vgl. DAV, o. J., o. S.).

Jedoch ist der Alpinismus längst nicht mehr auf das Bergsteigen fokussiert: Vor allem in den letzten Jahrzehnten hat sich rund um das Thema Berge ein großer Wirtschaftszweig gebildet, sodass Touristen dort auch Skifahren, Wandern, Klettern, Radfahren und noch viele weitere Aktivitäten ausüben können.

Getreu dem Motto der olympischen Spiele „Schneller, Höher, Stärker" sind vielen Bergsteigern und Bergsteigerinnen die Alpen durch die sehr weit fortgeschrittene Erschließung und der geringen Höhe der Berge zu klein geworden, sodass sich in die hochgelegenen südamerikanischen Anden und den asiatischen Himalaya nicht mehr ausschließlich die Profis des Bergsteigens trauen, sondern, bestärkt durch teure Reiseangebote kommerzieller Firmen, auch viele Menschen, die bisher sehr wenig bis gar keine Erfahrung in den Bergen gemacht haben, dennoch einen 8000er besteigen möchten. Dies führt sowohl bei den „Idolen des Bergsteigens" auf große Kritik, als auch in der breiten Gesellschaft, da es bei Besteigungen kommerziell geleiteter Expeditionen durch eine ungenügende Vorbereitung der Teilnehmer/innen oft zu vielen Unglücken und Toten kommt. Gerade dieses Bergsteigen in extremer Höhe birgt ein sehr großes Risiko, die sehr gefürchtete Höhenkrankheit zu bekommen. Viele der in den letzten stark zugenommenen Anzahl an Bergsteigern und Bergsteigerinnen verlassen sich auf ihre Bergführer/innen, kennen selbst jedoch nicht die Risiken, die sie spielend in Kauf nehmen, um den Gipfel ihres Traumes zu erreichen.

## 3 Die Auswirkungen des Bergsteigens in extremer Höhe auf den Körper

Kein Mensch kann ohne körperliche Probleme einen hohen Berg besteigen. Nicht jede/r Bergsteiger/in erkrankt, jedoch, je nach Höhe des Berges, tritt eine immer höhere Wahrscheinlichkeit auf, an einer der bekannten Bergkrankheiten zu erliegen. Die typischsten Mangelerscheinungen aufgrund der Höhe sind Sauerstoffmangel, Unterkühlung und Wassermangel. Doch zunächst eine Einteilung der verschiedenen Höhen:

Man unterscheidet drei verschiedene Höhenstufen: Die mittlere Höhe (1500 Meter – 2500 Meter), die große Höhe (2500 Meter – 5300 Meter) und die extreme Höhe (5300 Meter – 8848 Meter).

Ab einer Höhe von 2500 Metern beginnt die Zone, in der sich ein Mensch akklimatisieren muss, das heißt sein Körper passt sich automatisch den neuen, schwierigeren Bedingungen an. Man spricht von der Schwellenhöhe (vgl. Prantl, 2012, S. 165f.).

Diese Anpassung führt er fort bis zu einer Höhe von circa 5300 Metern Höhe. Das heißt, es ist für Menschen physiologisch möglich, dauerhaft in Gebieten bis zu einer Höhe von 5300 Metern zu leben; tatsächlich befindet sich das höchste auf eine dauerhafte Bewohnung ausgelegte Dorf namens Auconquilcha genau an dieser Grenze in den chilenischen Anden (vgl. Biener, 1984, S. 28)[1]. Oberhalb dieser Zone, also in den extremen Höhen, kann sich der Körper nicht mehr vollständig regenerieren und verfällt mit der Zeit. Das heißt, ein dauerhafter Aufenthalt ist nicht mehr möglich; der Körper wird schwächer und schwächer und der Mensch stirbt nach einer gewissen Zeit.

---

[1] Auch das Basislager des höchsten Berges der Welt, des Mount Everest befindet sich mit 5400 Metern gerade an dieser Grenze, denn ein Basislager dient der Vorbereitung und Akklimatisierung vor der Besteigung (vgl. Krakauer, 1999, S. 107).

## 3.1 Die Hypoxie

Um verstehen zu können, wie die Akklimatisierung der Körper funktioniert, muss zunächst die Ausgangssituation erfasst werden. Mit der zunehmenden Höhe sinkt der Luftdruck und damit verbunden auch der Sauerstoffpartialdruck ($PO_2$). Die Luft hat auf Meereshöhe einen Druck von 760 mmhg (Millimeter Quecksilbersäure)[2], was dem Sauerstoff durch seinen circa 21-prozentigen Anteil am Gasgemisch Luft einen Partialdruck von circa 160 mmhg schafft. In den Alveolen herrscht ein $PO_2$ von ca. 105 mmhg. Der Sauerstoff diffundiert durch das Bindegewebe der Lungenbläschen in die Erythrozyten, sodass das arterielle Blut nun einen Sauerstoffpartialdruck von ca. 85 mmhg hat. Man spricht von einem Druckausgleich. Das venöse Blut besitzt noch einen $PO_2$ von ca. 40 mmhg.

Wie bereits zuvor erwähnt sinkt in der Höhe der $PO_2$ in der Luft; auf 5500 Metern Höhe beträgt der Luftdruck noch 379 mmhg, das heißt also, der Sauerstoffpartialdruck in der Luft liegt bei ca. 79 mmhg und im arteriellen Blut noch ca. 40 mmhg. „Mit abnehmendem Sauerstoffpartialdruck ($PO_2$) in den Alveolen (Lungenbläschen) nimmt die arterielle Sauerstoffsättigung ab" ( Berghold & Schaffert, 2010, S. 22). Unter der Sauerstoffsättigung des Blutes versteht man den Anteil des Hämoglobins, der mit Sauerstoff gesättigt ist. Diese beträgt auf dem Mount Everest auf 8848 Metern Höhe nur noch 40%[3] (vgl. Berghold & Schaffert, 2010, S. 25f.).

Einfach gesagt: Der Körper bekommt nicht den Sauerstoff, den er für das reibungslose Funktionieren benötigt. Diesen Mangel nennt man Hypoxie.

---

2 Die üblicherweise gebräuchliche Einheit Pascal (Pa) lässt sich umrechnen auf die Einheit Millimeter Quecksilbersäure (mmhg):
1 mmhg ≙ 133,322 Pa
760 mmhg ≙ 101325 Pa bzw. 1013,25 hPa
(vgl. Föll, o. J., o. S.).
3 Die Sauerstoffsättigung des Blutes ($SaO_2$) beträgt auf Meereshöhe ca. 97-98% (vgl. Biener, 1984, S. 21).

| Meter | P atm | P atm % | PiO₂ | PaO₂ | PaCO₂ | SaO₂ % |
|---|---|---|---|---|---|---|
| 0 | 760 | 100 | 149 | 94 | 41 | 97 |
| 1500 | 630 | 82,9 | 122 | 66 | 39 | 92 |
| 2500 | 564 | 71,8 | 108 | 60 | 37 | 89 |
| 3000 | 523 | 68,8 | 100 | 53 | 36 | 85 |
| 3600 | 483 | 63,5 | 91 | 52 | 35 | 83 |
| 4600 | 412 | 54,2 | 76 | 44 | 32 | 75 |
| 5500 | 379 | 49,9 | 69 | 40 | 29 | 71 |
| 6100 | 349 | 45,9 | 63 | 38 | 21 | 65 |
| 7300 | 280 | 36,8 | 52 | 34 | 16 | 50 |
| 8848 | 253 | 33,3 | 43 | 28 | 7.5 | 40 |

Abb 6  *Luftdruck, inspiratorischer Sauerstoffdruck und arterielle Blutgaswerte in verschiedenen Höhen (nach HECHT und WEST)*

Tabelle 1: Wie auf der Abbildung ersichtlich hängt die Sauerstoffsättigung (SaO₂) mit dem inspiratorischen Sauerstoffdruck (PiO₂), dem arteriellen Sauerstoffdruck (PaO₂) und dem Luftdruck ($P_{atm}$) zusammen (Berghold & Schaffert, 2010, S. 25).

## Die körperlichen Reaktionen auf Hypoxie

Die allererste Reaktion des Körpers ist eine Steigerung der Atemfrequenz. Anstatt der für Erwachsene üblichen 14-16 Atemzüge pro Minute vergrößert sich die Anzahl auf bis zu 60 Atemzüge pro Minute. Zudem erhöht sich die Herzfrequenz und damit das Herz-Minuten-Volumen[4]. Diese Sofortreaktion ist jedoch kein dauerhafter Zustand.

Um den Körper auf einen längeren Aufenthalt in Höhen oberhalb der Schwellenhöhe (ab ca. 2500 Metern) zu gewöhnen, bildet er eine große zusätzliche Anzahl von Erythrozyten. Durch die nun in größerer Menge vorhandenen, für den Sauerstofftransport zuständigen roten Blutkörperchen und einer Veränderung der „Sauerstoffaffinität [Bindung des Sauerstoffs an das Eisenmolekül des Hämoglobins, Anm. des Verf.] […] im Sinne einer besseren Be- und Entladung" (Berghold & Schaffert, 2010, S. 26), passt sich der Körper dem niedrigeren Sauerstoffpartialdruck der dünnen Luft an, allerdings ist auch hier wieder zu vermerken, nur bis zu einer Höhe von ca. 5300 Metern.

---

[4] Herz-Minuten-Volumen = Schlagvolumen x Schlagfrequenz (vgl. Menche, 2007, S. 241).

## 3.2 Die Hypothermie

Da sich gerade in extremen Höhen die Temperatur ganzjährig unter dem Gefrierpunkt befindet (auf der Spitze des Mount Everest werden bisweilen Temperaturen von bis zu -60°C erreicht (vgl. Shroder, o. J., o. S.)), kühlt der Körper sehr schnell aus, was für eine Verringerung der Durchblutung sorgt und somit den Sauerstoffmangel weiter verschärft (vgl. Prantl, 2012, S. 250). Durch die Unterkühlung wird das Blut in die überlebenswichtigen Organe transportiert, „unwichtige" Körperteile wie Füße oder Finger werden nur noch sehr schlecht durchblutet, was zur Erfrierung ganzer Körperpartien und damit zur Amputation führen kann.

## 3.3 Die Dehydratation

In großer Höhe ist die Luft besonders trocken, allerdings wird die eingeatmete Luft beim alveolaren Gasaustausch mit Wasserdampf gesättigt (vgl. Biener, 1984, S. 26). So kommt es, dass das Wasser aus dem Blut beim Ausatmen an die Umgebung abgegeben wird, was zu einer sehr starken Eindickung des Blutes führt. „So kommen allein durch die Atmung in grossen Höhen Flüssigkeitsverluste von bis zu 7 Litern pro 24 Stunden zustande" (Biener, 1984, S. 26). Den Flüssigkeitsverlust durch Schwitzen wegen der großen Anstrengung noch nicht eingerechnet.

Der Hämatokrit, also der Anteil der Erythrozyten des Blutes, praktisch synonym mit der Menge der Festbestandteile, steigt stark an. Gewöhnlich liegt der Hämatokrit bei Männern bei 47% und bei Frauen bei 42%; der höchste, an einer Everest-Expedition gemessene Wert liegt bei 74%. (vgl. Biener, 1984, S. 26). Dadurch steigt die Viskosität, das Blut fließt langsamer, was den Sauerstofftransport bremst und dadurch die Leistung negativ beeinflusst (vgl. Prantl, 2012, S. 250).

# 4 Die Höhenkrankheit als Folge der Mangelerscheinung

Wer die Höhenkrankheit bekommt und wer nicht, ist unabhängig vom Trainingszustand der Bergsteiger/innen. Bis heute ist noch nicht vollständig geklärt, warum manche Bergsteiger/innen daran erkranken und manche nicht. Eine Theorie spricht von einem genetischen Faktor (vgl. Urbas, 2000, S.11). Jedoch gibt es Untersuchungen, die zeigen, dass Einheimische, die ihr ganzes Leben in großer Höhe verbracht haben, genau so anfällig sind. (vgl. Berghold & Schaffert, 2010, S. 125).

Fakt ist jedenfalls, dass die Höhenkrankheit eine Vielzahl der Bergsteiger/innen betrifft und man diese nicht vorbeugen kann. Es ist allenfalls möglich, das Risiko zu verkleinern, indem der Aufstieg auf wenige Höhenmeter pro Tag reduziert wird, damit der Körper länger Zeit hat, sich zu akklimatisieren (vgl. Berghold & Schaffert, 2010, S. 121).

## 4.1 Die milde AMS (akute Höhenkrankheit)

Die milde AMS ist die häufigste aller Höhenerkrankungen. Sie tritt bei ca. 43–75% aller Bergsteiger auf, die eine Höhe von 3000 Metern übersteigen (vgl. Urbas, 2000, S. 8). Genauer gesagt meist in einer Höhe zwischen 2500 und 6000 Metern. (vgl. Berghold & Schaffert, 2010, S. 122). Die Symptome sind üblicherweise Kopfschmerzen, Schlafstörungen und Übelkeit. Dazu kommen Appetitlosigkeit, Müdigkeit und ein Gefühl von Schwäche. Die milde AMS an sich ist nicht besonders schlimm, wenn sie jedoch nach einigen Tagen auf gleichbleibender Höhe nicht verschwunden ist, muss über einen Abstieg in Regionen nachgedacht werden, in denen das Atmen leichter fällt. Simulieren kann man einen solchen Abstieg auch durch die Zunahme von Flaschensauerstoff oder das Aufhalten in einem Überdrucksack (vgl. Prantl, 2012, S. 168).

Jedoch kann die milde AMS in weitaus schlimmere Formen übergehen. In einer Zwischenstufe verschlimmern sich die Symptome, es kommen unter anderem Benommenheit, Schwindel und trockener Husten dazu (vgl. Urbas, 2000, S. 10, zit. nach Berghold, 1994, S. 125).

## 4.2 Das Höhenlungenödem

Das Höhenlungenödem ist die pulmonale Form der Höhenkrankheit, auch oft als HAPE (High Altitude Pulmonary Edema) bezeichnet. Sie kommt meist in Höhen zwischen 2500 und 6000 Metern vor und ist die „häufigste Todesursache der akuten Höhenkrankheit" (Berghold & Schaffert, 2010, S. 122). Dabei sammelt sich Wasser in der Lunge an.

Durch den in großen Höhen verursachten Versorgungsengpass mit Sauerstoff versucht der Körper, nur die wirklich wichtigen Organe damit zu versorgen. Davon ist auch die Lunge betroffen: Schlecht durchlüftete Bereiche, die kaum etwas zur Sauerstoffversorgung beitragen, ziehen sich zusammen, damit andere, besser mit Sauerstoff versorgte Gebiete effektiver arbeiten können. Man spricht von einer lokalen Vasokonstriktion. (vgl. Bärtsch & Berger, 2006, o. S.).

> „Wenn [diese, Anm. d. Verf.] [...] zu stark ausfällt, steigt der Druck in den Lungengefäßen übermäßig an und es kommt zum Austritt von Flüssigkeit, die sich in den Lungenbläschen ansammelt. Die Funktion der Lunge wird nachhaltig geschädigt" (Bärtsch & Berger, 2006, o. S.).

Durch das Füllen der Lunge mit Wasser kann noch weniger Sauerstoff aufgenommen werden, der Mensch „ertrinkt" an seinem eigenen Wasser.

Die gängigen Symptome sind rasselndes Atmen, schwerer Husten und blutig-schaumiger Auswurf (vgl. Prantl, 2012, S. 251).

Die Letalität von HAPE liegt bei ca. 24% (vgl. Urbas, 2000, S. 8). Als Gegenreaktion ist ein möglichst rascher Abtransport in tiefere Lagen notwendig, zudem muss dem Erkrankten Flaschensauerstoff zugeführt werden. Zudem gibt es Medikamente, die den Tod hinauszögern (vgl. Bärtsch, 2010, S. 398).

## 4.3 Das Höhenhirnödem

Das Höhenhirnödem, auch HACE (High Altitude Cerebral Edema) genannt, bezeichnet eine Flüssigkeitsanlagerung im Gehirn. Es existieren diverse Theorien, wie es genau dazu kommt. Eine spricht von einer starken Gehirnschwellung, verursacht durch die Blut-Hirn-Schranke: Diese werde bei einer Sauerstoffarmut des Blutes „undicht" (Berghold & Schaffert, 2010, S. 136), sodass Wasser und Proteine in die Zelle übertreten. Eine andere Theorie behauptet, dass „Durch Versagen der Na-K-Pumpe [...] das intrazelluläre Natrium an[steigt, Anm. d. Verf.], was zu einem Einstrom von Wasser in die Zelle führt" (s. ebd.).

Die Folgen des Hirnödems sind Ataxie (Koordinationsstörungen), Halluzinationen und Sehstörungen. Die Letalität liegt bei 40% (vgl. Prantl, 2012, S. 251).

## 5 Bergsteigen – um jeden Preis?

Sehr viele Menschen möchten den Mount Everest besteigen, bei dem das Risiko eine Höhenkrankheit zu bekommen am allergrößten ist. Bis zum Jahr 2009 standen 4571 Menschen auf dem höchsten Gipfel der Welt, von denen 216 starben (vgl. Prantl, 2012, S. 252). Jeder einzelne dieser Bezwinger und jeder einzelne der Menschen, die bei der Besteigung umkehren mussten, welche eine noch sehr viel größere Anzahl darstellen, nahmen das Risiko in Kauf, nicht mehr zurückzukehren. Wohl gemerkt, die Höhenkrankheit stellt nur einen Risikofaktor dar: Sehr viele Bergsteiger werden von Lawinen erfasst, fallen in Gletscherspalten oder verirren sich in Schneestürmen aufgrund von schnellen Wetterveränderungen.

Die Antwort lautet: „Schneller, Höher, Stärker". Menschen stellen sich gerne auf die Probe und möchten wissen, wo ihre Grenzen liegen, sie versuchen, das (fast) Unmögliche zu erreichen. Oft angestachelt durch Werbeversprechen kommerziell geleiteter Expeditionen.

Das Resultat der Überschreitung der Grenze ist klar: Es wartet der Tod.

## Literaturverzeichnis

Bärtsch, P & Berger, M. (2006). *Warum Bergsteiger am Höhenlungenödem erkranken.* [Quelle: http://www.klinikum.uni-heidelberg.de/ShowSingleNews.176.0.html? &no_cache=1&tx_ttnews[tt_news]=2422 - letzter Zugriff: 03.01.2014].

Bärtsch, P. (2000). Übersichten Höhenkrankheiten. Mountain sickness. *Deutsche Zeitschrift für Sportmedizin*, 51 (12), 396-400.

Berghold, F. & Schaffert, W. (2010). *Physiologie und Medizin der grossen und extremen Höhen. Höhentrekking und Höhenbergsteigen.* [Quelle: http://www.google.de/url?sa=t&rct=j&q=&esrc=s&source=web&cd=3&cad=rja&ved=0CD4QFjAC&url=http%3A%2F%2Fwww.tiroler-schulsport.at%2Fdownload%2Fhoehenbergsteigen_-_physiologie_und_medizin_der_groyen_und_extremen_hoehen_-_drfbergholdwschaffert_2010.pdf&ei=oWnJUsv_BJHDswbH4IH4Cg&usg=AFQjCNGPucd-8Ai7RITiTj-3p6vsoJI63g&sig2=r2Bmlvp9FfHyDnx8s5etYQ – letzter Zugriff: 05.01.14].

DAV. (o. J.) *Info: Geschichte des DAV* [Quelle: http://www.alpenverein.de/der-dav/das-geschichte-des-dav_aid_12067.html - letzter Zugriff: 02.01.2014].

Deiml, R. (2007). *Kapitel 10. Störungen der Sauerstoffaufnahme durch die Lunge.* [Quelle: http://www.rudolf-deiml.homepage.t-online.de/Kapitel10.html - letzter Zugriff: 02.01.2014].

Föll, H. (o. J.). *Elementare Maßeinheiten. Allgemeinte Bemerkungen* [Quelle: http://www.tf.uni-kiel.de/matwis/amat/mw1_ge/kap_2/basics/b2_1_3.html, - letzter Zugriff: 02.01.2014].

John Ford Shroder, Jr.: *Everest, Mount, mountain peak in the Himalayas of southern Asia, considered the highest mountain in the world.* [Quelle: http://www.italysoft.com/curios/everest/index.php - letzter Zugriff: 03.02.2014].

Kreitling, H. (2012). *Heinrich Harrer, ein Leben mit Tibet, SS und CIA* [Quelle: http://www.welt.de/vermischtes/article107914185/Heinrich-Harrer-ein-Leben-mit-Tibet-SS-und-CIA.html - letzter Zugriff: 02.01.2014].

Menche, N. (Hrsg.). (2007). *Biologie Anatomie Physiologie* (6. Aufl.). München: Elsevier GmbH.

ORF/kk (2005). *Kailash. Zum heiligsten Berg Tibets* [Quelle: http://www.3sat.de/page/?source=/specials/74678/index.html - letzter Zugriff: 02.01.2014].

Prantl, D. (2012). *Gipfelbuch* (2. Auflage). München: Süddeutsche Zeitung GmbH.

Schiwek, F. (o. J.). *Der Olymp* [Quelle: http://griechischemythologie.org/der-olymp/ - letzter Zugriff: 02.01.2014].

Urbas, M. (2000). *Risiken und Gefahren des Höhentrekkings. Früherkennung der Höhenkrankheit mit objektiven Methoden.* [Quelle: http://nbn-resolving.de/urn/resolver.pl?urn:nbn:de:bvb:91-diss2001011801039].

# BEI GRIN MACHT SICH IHR WISSEN BEZAHLT

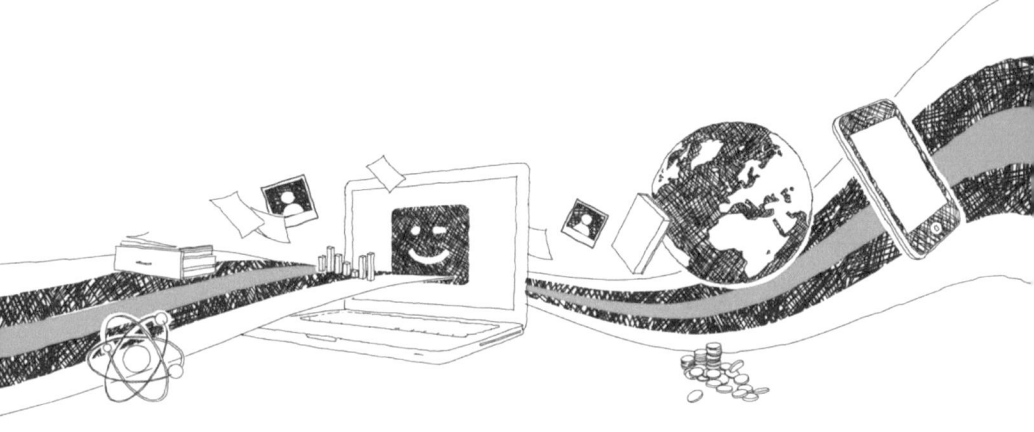

- Wir veröffentlichen Ihre Hausarbeit, Bachelor- und Masterarbeit

- Ihr eigenes eBook und Buch - weltweit in allen wichtigen Shops

- Verdienen Sie an jedem Verkauf

Jetzt bei www.GRIN.com hochladen und kostenlos publizieren

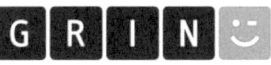